RÉFLEXIONS

SUR

L'OUVRAGE DE M. BROUSSAIS,

DE L'IRRITATION ET DE LA FOLIE.

IMPRIMERIE DE A. FIRMIN DIDOT,

RUE JACOB, N° 24.

RÉFLEXIONS

CRITIQUES

SUR L'OUVRAGE DE M. BROUSSAIS,

DE

L'IRRITATION ET DE LA FOLIE;

PAR M. L'ABBÉ BESNARD.

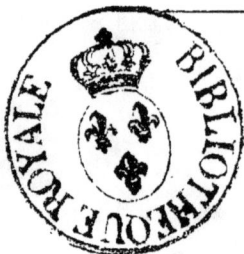

PARIS,

CHEZ L'AUTEUR, QUAI St-MICHEL, N° 7;

ET CHEZ
- FIRMIN DIDOT FRÈRES, ÉDITEURS, RUE JACOB, N° 24;
- BAILLIÈRE, LIB., RUE DE L'ÉCOLE DE MÉDECINE;
- LAMI, LIBRAIRE, RUE CHANOÎNESSE, N° 8.

1829.

RÉFLEXIONS

CRITIQUES

SUR L'OUVRAGE DE M. BROUSSAIS,

DE L'IRRITATION ET DE LA FOLIE.

PAR M. L'ABBÉ BESNARD.

Je commencerai ces réflexions par un récit historique qui de suite les fera pressentir.

Je ne connaissais encore M. Broussais que comme un célèbre médecin qui avait fait révolution dans l'art de guérir, et dont la réputation était devenue européenne, lorsqu'il publia son ouvrage sur l'*Irritation et la Folie*. Je lus cet ouvrage, et dès lors je le connus en outre comme un physiologiste profond et un savant distingué; mais surtout comme un vigoureux athlète qui terrasse ses adversaires, non-seulement par la force de ses raisonnemens, mais encore par sa logique perçante, qui lui fait découvrir jusqu'aux plus subtils de leurs sophismes.

Dès les premières pages, je vis qu'il existait une polémique entre lui et MM. les rédacteurs du *Globe*, sur un objet à la fois physiologique et psycologique. Cela me fit regretter de n'avoir

I

point eu plus tôt connaissance de leurs débats ;
je m'y serais présenté comme troisième acteur,
et je m'y serais déclaré tantôt pour, tantôt contre les assertions des deux parties belligérantes.
Mais enfin je m'empressai d'en écrire à M. Broussais ; et voici ce que ma lettre contenait de plus
essentiel (1) :

« Monsieur, je n'ai encore lu que la préface de
votre ouvrage sur l'*Irritation et la Folie ;* et je
m'arrête pour vous communiquer les réflexions
qu'elle me suggère. Néanmoins, je crois devoir
vous faire connaître auparavant toute la confor-
mité qui se trouve entre la plupart de vos principes et les miens.

Comme vous, Monsieur, je soutiens que l'on
ne peut bien apprécier les êtres qui ont la connaissance d'eux-mêmes que par la physiologie ;
que ce n'est que par cette science que l'on peut
rendre raison de tout ce qui se passe chez eux ;
et qu'elle devient plus que jamais nécessaire,
quand il s'agit d'expliquer tous les phénomènes
intellectuels qu'offre l'homme seul et exclusivement à tous les autres animaux ; qu'à cet égard
on n'arrive au vrai qu'en prenant l'observation
et l'expérience pour bases ; que ne prendre pour

---

(1) Elle est remplie de fautes de rédaction, pour m'être trop
pressé de l'envoyer : je fais disparaître les principales dans cette
copie. J'en supprime aussi quelques réflexions, parce qu'elles
sont venues se placer plus à propos dans l'ouvrage même.

point de départ que des objets fictifs que l'imagination aura réalisés conduit à des erreurs
d'autant plus graves, d'autant plus dangereuses
même, que l'on s'est éloigné des causes positives.

Comme vous, Monsieur, qui marchez sur les
traces de Bonnet, je soutiens que ce n'est que
par l'homme physique que l'on peut pénétrer
dans l'homme moral ; que la base de toute la
philosophie de l'esprit humain est la doctrine
sur les fonctions du cerveau.

Comme vous, Monsieur, je soutiens que
pour ne pas se tromper sur les effets de l'incom-
préhensible union de l'ame avec le corps, il faut
nécessairement connaître l'organisation de celui-ci
et les propriétés de celle-là ; qu'il faut surtout les
considérer, non séparément mais toujours ensemble, sous l'influence d'un principe essentiellement actif et réactif qui constitue la vie ou
l'homme vivant (1); et que ce n'est que par ces

---

(1) Je rends mal ici ma pensée, en mettant également le corps
et l'ame sous l'influence d'un principe essentiellement actif et
réactif. L'ame n'est point sous l'influence de ce principe; elle
est ce principe même. Tant que son union au corps subsiste,
elle agit sur les organes de ce corps, comme aussi ces organes
agissent sur elle.

Et parce que l'ame, tout immatérielle qu'elle soit, ne tombe
pas moins sous les sens par ses effets que Dieu par les siens;
voilà donc son existence déja prouvée. En vain mettrait-on en
avant que les seuls organes les produisent, ces effets : il sera
démontré dans la suite qu'ils ne font que contribuer à ce qu'ils
soient produits.

1.

deux moyens que l'on peut établir les vrais rapports qui existent entre ce corps et cette ame, acquérir, autrement dit, la vraie notion des relations qui existent entre le physique et le moral, le moral et le physique.

Comme vous, Monsieur, je soutiens que le grand axiome qu'il n'est rien dans l'intellect de si relevé et de si sublime qui ne tienne son origine des sens, est à l'abri de toute réfutation fondée; et que les prétendues idées innées ne sont qu'une invention d'autant plus gratuite, qu'il est facile de les faire descendre à leurs sensations primordiales.

En mon particulier, je déclare ici que depuis long-tems je ne regarde plus la table rase de Locke que comme une belle conception que les progrès de la science obligeaient alors de recevoir; que je renonce aux sensations de Condillac comme premiers agents du besoin, du plaisir et de la douleur, et à ces besoin, plaisir et douleur comme causes qui font que l'ame cesse de s'ignorer elle-même; que je rétracte l'opinion que j'avais émise dans mon *Entendement humain*, sur l'innéité de quelques idées, non chez l'homme, mais chez les animaux.

Je pourrais encore poursuivre mon parallèle; mais je passe aux réflexions que je vous ai annoncées.

Oui, avant d'avoir lu votre préface, j'igno-

rais absolument qu'il existât une espèce d'école
de philosophes que vous désignez sous le nom
de *spiritualistes*; par conséquent, j'ignorais com-
plètement aussi qu'ils excitassent tant de va-
carme dans la république des lettres : or, ce sont
eux que vous entreprenez de combattre dans
votre ouvrage.

Ils se permettent de nous traiter de *sensua-
listes*, m'apprenez - vous encore, et cela sans
doute pour jeter sur nous un vernis de matérialisme. C'est en effet à quoi je craindrais que
vous ne les autorisassiez en quelque sorte par
plusieurs phrases, et entre autres par les suivan-
tes, toutes physiologiques qu'elles soient : l'une à
la page 5 : *Si l'observateur s'épuise en méditations
sur des* PROPRIÉTÉS, *sur des* FORCES *considérées
indépendamment des organes ou des corps de la
nature* qui ont sur eux de l'action, il manquera
son but, et ne connaîtra *ni les organes ni les
agents ; il ne connaîtra que les rêves de son imagination.* L'autre, au bas de la page 29 : *C'est
d'après cette grande vérité que nous avons dû
rallier les phénomènes instinctifs et intellectuels,
à l'excitation ou système nerveux ; ce qui leur
donne une place importante parmi les causes de
l'irritation.*

Ces phrases, Monsieur, permettez-moi de vous
l'observer, ne sont-elles pas trop nues? et nos
adversaires ne voyant partout que des organes

et des agents qui les modifient, ne peuvent-ils pas raisonnablement soupçonner que vous vous contentez d'eux pour tout expliquer?

J'aurais donc voulu, Monsieur, que vous eussiez aussi mentionné dans vos phrases ce principe vital sans lequel les organes ne seraient susceptibles d'aucune excitation : ce principe essensentiellement immatériel et intelligent que le Créateur a réuni à notre corps, pour le régir, le gouverner, veiller à sa conservation ; pour sentir en son lieu et place ses besoins, et y pourvoir : ce principe enfin que l'inspection anatomique démontre ne devoir se manifester que dans ce centre cérébral où se rendent tous les systêmes nerveux, pour y porter leurs sensations diverses, suivant les impressions du dehors ou du dedans qu'ils ont reçues. N'est-ce pas là, en effet, qu'ils vont l'avertir, par exemple, de tout ce qui affecte douloureusement les parties de ce corps les plus éloignées; et par réaction sur eux, que de là il donne ses ordres pour les en débarrasser?

Oui, Monsieur, j'insiste d'autant plus fortement sur la nécessité de mentionner ce moteur intelligent que, vu l'essence d'étendue, de largeur, de profondeur et de longueur que Dieu a donnée à la matière, lui-même ne pourrait plus construire une machine, si merveilleusement qu'il l'organisât, pour qu'elle produisît la

pensée, le jugement, la comparaison, mais surtout le libre arbitre et le vouloir : car qui a jamais admis qu'une idée puisse être divisée, qu'un
acte de la volonté soit composé de parties si te-
nues qu'on en supposât les molécules ?

Quant à ce que vous dites, Monsieur, que nos
spiritualistes affectent le plus grand dédain à
l'égard de la matière, et ne portent leur atten-
tion qu'aux forces qui l'animent, je ne compren-
drai ce qu'ils entendent par là que quand j'aurai
lu votre ouvrage. Est-ce qu'ils voudraient, en
quelque sorte, séparer l'ame du corps, et sup-
poser qu'ils puissent agir l'un sans l'autre ?
Mais l'organisme, qui, à lui seul pourrait peut-
être produire les phénomènes instinctifs, pour-
rait-il jamais produire les phénomènes intellectuels ; et ces phénomènes intellectuels avoir lieu
sans l'organisme ? Eussent-ils en vue de se rendre favorables au christianisme, comme on pourrait le croire, ils le déshonoreraient au con-
traire. Jésus-Christ, son fondateur, ordonne à
l'ame de se tenir toujours en garde contre les
concupiscences ou impulsions désordonnées du
corps ; et son Église a condamné, et repoussé
de son sein, des sectes qui, sous prétexte de ne
se livrer qu'à la contemplation, laissaient aller
leur corps à toutes les convoitises de sa chair.

Tout ce que je viens de vous marquer Monsieur, à l'occasion de votre préface, est renfermé

dans un manuscrit que j'intitule : *Doctrine de M. Gall, son orthodoxie philosophique, son application au christianisme* (1).

Permettez-moi, Monsieur, que je vous exprime tout le desir que j'aurais d'avoir un entretien avec vous, si cela ne vous était point trop importun. J'ai l'honneur, etc. Paris, le 1ᵉʳ décembre 1828. »

M. Broussais m'honora d'une réponse flatteuse, et m'indiqua les jours *où il pourrait avoir le plaisir de s'entretenir avec moi.* J'attachai un haut prix à ce genre d'indication indéterminé, qui me permettait de me présenter chez lui toutes les fois que j'aurais besoin de le consulter.

Mais continuons.

D'après l'analyse que fait M. Broussais de sa polémique avec messieurs les rédacteurs du *Globe*, je n'hésite point à prononcer que, quelque juste que soit leur cause, ils l'ont très-mal défendue. Le principe qu'ils réclament est absolument nécessaire, il est vrai, pour expliquer l'homme avec tous les phénomènes qu'il présente : mais leurs moyens de défense sont si

---

(1) Depuis long-tems ce manuscrit est achevé, mais des obstacles se sont opposés jusqu'ici à ce que je le fisse imprimer. Je le confierais volontiers, pour être examiné, à un libraire qui voudrait s'en arranger avec moi, à des conditions raisonnables. Au reste, il a reçu la sanction de M. Gall lui-même, et de plusieurs autres docteurs à qui il l'avait communiqué.

insoutenables, qu'ils ont donné lieu au génie vigoureux de M. Broussais de publier un livre foudroyant contre eux; livre où il fait usage de tant de connaissances physiologiques, grammaticales et philosophiques; livre au reste qui, sous le rapport médical, prend une place distinguée parmi ses autres ouvrages, qui le font regarder comme un père de la médecine.

Cette polémique a dû, sans doute, se terminer là; à moins de quelques escarmouches en plus. J'en juge par un opuscule intitulé : *Réponse à un article du Globe sur l'ouvrage du professeur Broussais De l'irritation et de la folie*, et qui commence ainsi : « L'ouvrage que le pro- « fesseur Broussais vient de publier sur l'irrita- « tion et la folie, avait un double but : celui de « poser les bases de la doctrine que lui et les « médecins de son école suivent au lit des ma- « lades ; *et celui de réclamer la psycologie en « faveur des hommes qui cultivent la physiologie.* »

De quel étonnement ne fus-je point frappé à la vue de ce dernier membre de phrase!

Je me dis d'abord : il est clair que si M. Broussais réclame ainsi en faveur des hommes qui cultivent la physiologie, il le fait principalement pour lui, puisque immédiatement après il ajoute : *le Globe s'est opposé à cette réclamation ; nous nous y attendions.* Ces dernières paroles, en effet, ne semblent-elles pas équivaloir à celles-ci : *le Globe n'en a pas moins continué ses accusations de matérialisme contre nous?*

Je me dis ensuite : si donc M. Broussais n'a point fait intervenir l'ame pour expliquer physiologiquement l'homme avec tous ses phénomènes, c'est que les deux moyens qu'il emploie à cet effet, lui paraissent seuls nécessaires. Et s'il en est véritablement ainsi, ses adversaires auraient tort de l'accuser de ne point considérer l'ame comme tout le genre humain l'a toujours considérée dans tous les temps et dans tous les lieux; je veux dire, comme cette partie de nous-mêmes qui survit à nos corps dans une autre vie, pour y être punie ou récompensée selon ses œuvres en celle-ci.

Je me dis enfin : pour que leur accusation fût réelle et bien fondée, il faudrait qu'ils lui prouvassent que l'ame qu'il admet n'est autre que l'ame universelle de Spinosa, qui, placée dans cet univers incréé, s'y fait remarquer par toutes les actions et réactions, excitations et irritations, qu'elle y exerce sous des modes qui vont à l'infini : car alors il serait évident que l'ame qu'il admet, ne serait que l'ame des spinosistes, ces fauteurs les plus subtils du matérialisme : car alors surtout on verrait pourquoi ses tissus et sa matière nervoso-encéphalique ont dû lui suffire.

Quant à nous qui, sur sa réclamation, pen-

sons qu'il ne nie point l'existence de l'ame,
nous nous bornons à dire que si, de leur côté,
Messieurs du *Globe* ne devaient point délaisser
les organes, M. Broussais, du sien, ne devait
point délaisser l'ame. Mais revenons.

Tout, dans le compte que nous avons rendu
de leur polémique, se réduit donc à ceci : Messieurs du *Globe* vouloir *presque* se passer des
organes : M. Broussais vouloir *tout-à-fait* se passer de l'ame. Messieurs du *Globe* vouloir *presque*
s'en tenir à leurs *forces* et *propriétés vitales*,
et surtout aux entités qu'ils ont fait sortir des
mots *nature*, *sentiment* et *conscience* : M. Broussais, passionné à l'excès pour les organes, vouloir *tout-à-fait* s'en tenir à ses tissus et à ses
nerfs.

Eh bien! ces *Réflexions Critiques* auront, entre
autres objets, de prouver que l'homme ne peut
physiologiquement s'expliquer sans cette ame;
qu'elle est la cause efficiente de tous les phénomènes instinctifs et intellectuels qu'il présente;
que c'est elle qui le constitue vivant; que les
tissus et les nerfs ne pourraient être ni excités ni
irrités, si elle n'était là pour les rendre susceptibles d'excitation et d'irritation; surtout, que ce
n'est que d'elle que puissent provenir la pensée
le jugement, la volonté, la détermination, et
tous les autres produits immatériels de l'intellect.

Je ne crains point que M. Broussais me retire

sa bienveillance, pour le contredire sur le point de sa doctrine dont il s'agit. Déja on m'avait dit que son caractère était la franchise même, et que la recherche du vrai était l'objet unique de ses travaux. Depuis, je fus convaincu de l'un et de l'autre par moi-même, lorsque je lui entendis prononcer ces belles paroles qu'il adressait à un tiers : *Il est comme cela des hommes qui ne peuvent pas convenir qu'ils se sont trompés* : je vais jusqu'à les regarder comme une garantie qu'il ne m'en estimera que davantage, puisque si la vérité est de mon côté, je lui aurai donné lieu de se rectifier.

L'homme est-il un composé de deux substances différentes, mais si nécessaires l'une à l'autre que sans leur concours réciproque, rien de tout ce qui se passe chez lui ne pourrait s'apprécier? Quelle est l'essence et la nature de ces substances? Quelles sont les fonctions de chacune d'elles?

Telle est donc la polémique qui va s'établir, dans cet opuscule, entre M. Broussais et moi. Je le diviserai en trois articles.

Dans le premier, il s'établira comme de soi-même que l'homme est effectivement un composé de deux substances, dont l'une matérielle, l'autre immatérielle; et cela, sans s'occuper de ceux qui ne veulent en reconnaître qu'une seule. Son objet sera uniquement d'assigner ce qui est propre à l'une, ce qui est propre à l'autre.

Dans le second, je ferai une application des motifs sur lesquels je me serai appuyé, à quelques pages de l'ouvrage de M. Broussais, que je croirai devoir être corrigées.

Dans le troisième, je consignerai les réflexions que je n'aurai pu faire entrer dans les deux précédents; et je les accompagnerai de quelques observations qui importent à l'ordre social.

ARTICLE PREMIER.

L'homme est un composé de deux substances différentes dont le concours réciproque est tellement nécessaire, que rien de tout ce qui se passe chez lui ne pourrait s'apprécier. — Quelles sont les fonctions de l'une et de l'autre?

Toutes mes argumentations seront tirées de l'essence de la matière, dont il est visible que nous sommes formés. Nous ferons voir qu'elle n'est d'aucune capacité par elle-même; et nous en conclurons qu'elle a donc nécessairement besoin d'être vivifiée par un principe immatériel qui concoure avec elle à ce que l'homme soit homme, c'est-à-dire, qu'il puisse opérer tous les phénomènes qu'il présente. Je prétends que M. Broussais, tout en admettant la nécessité de ce principe, ne lui attribue point assez d'influence; ou plutôt qu'il en attribue trop à la matière. Je développe mon assertion.

Telle que soit la portion de matière qui, en particulier, forme le corps humain, toujours est-il qu'elle n'est que de la matière. Telle ou telle combinaison de ses différentes parties, telle ou telle organisation surtout, peuvent bien lui donner des propriétés qu'elle n'aurait pas, réduite à son *caput mortuum :* mais, de rechef, toujours est-il qu'elle ne sera néanmoins que de la matière. Aussi ne considérerons-nous toujours cette portion de matière que comme matière en général.

Or, j'examine ce qu'est la matière en elle-même. Je la soumets à l'observation et à l'expérience; et non-seulement je découvre les propriétés qu'elle a, mais aussi celles qu'elle ne peut avoir.

D'une part, je remarque qu'elle a de la longueur, de la largeur et de la profondeur; qu'elle est divisible, et que sa divisibilité se montre sans bornes; qu'elle est pesante; qu'elle est inerte et sans vie; qu'elle n'a d'autres mouvements que ceux de la fermentation, etc., etc. D'autre part, qu'elle n'est point intelligente; qu'elle n'a point la connaissance d'elle-même; qu'elle n'exprime aucune volonté; qu'elle ne pense point, ne juge point; en un mot, qu'elle a bien ce que l'on appelle des propriétés, mais n'a point ce que l'on appelle des facultés.

Il n'est personne qui soutienne que ces dernières puissent appartenir à la matière comme attachées à son essence, ou plutôt qui ne convienne que quand elle se montre les avoir, ce n'est que par emprunt. Pour rendre la chose encore plus évidente et plus sensible, je le demande :

Quel que soit le mélange qu'ait fait la nature de toutes les espèces de matières subtiles ou grossières, volatiles ou fixes, éthérées ou plus terrestres, pour former un corps quelconque ; surtout, quelle que soit la manière dont elle l'ait organisé : oui, je le demande, ce corps en sera-t-il plus susceptible de penser, de raisonner ?

Pour donc que la matière puisse avoir les propriétés que jusqu'ici nous lui avons refusées, il faut qu'elle soit unie à un principe immatériel qui la vivifie : et comme à ce principe appartiennent essentiellement ces propriétés, il ne peut pas plutôt être uni à la matière qu'il ne les lui communique; ou, si vous voulez, que cette matière n'en fasse l'acquisition.

Mais comment se fait cette communication ou acquisition ? Ce n'est pas chose aisée à expliquer : aussi ai-je recours à la fiction pour me rendre plus facile à comprendre.

Je me transporte donc à l'époque où Dieu tire l'univers du néant. Je le vois en faire sortir les animaux; et aussitôt je m'arrête à considérer comment il opère. Or, j'observe qu'il prend une portion de matière; qu'il lui donne la forme du

corps de l'animal qu'il veut créer, avec des dispositions qui le rendent plutôt apte à telles fonctions
qu'à telles autres : j'observe en outre qu'il l'orga-
nise de même au dedans de manière à ce qu'il ait
plutôt aussi tels ou tels instincts, penchants ou
inclinations, que tels ou tels autres. Un souffle, ou
plutôt une émanation divine le vivifie : ce souffle
pénètre jusque dans ses parties les plus intimes,
s'unit et s'amalgame avec elles, au point de ne
plus faire avec elles qu'un seul et même être : et le
résultat de cette union, de cet amalgame, l'un et
l'autre à jamais incompréhensibles, mais cependant dont on peut aborder le seuil; ce résultat,
dis-je, est que tout ce qui se passe au dedans
comme au dehors de cet être, est l'effet d'une
coopération réciproque du corps et de son principe vivificateur.

Mais pénétrez-vous bien de la différence qui
se trouve dans leur coopération : elle est nécessairement relative à leur nature et à leur essence.
Ainsi, par exemple, quand les nerfs ayant porté
leurs sensations à l'appareil encéphalique, il s'en
est subitement suivi tant de pensées, de juge-
ments, de réflexions, ils n'ont agi que comme
instrument : c'est le principe qui a pensé, jugé,
réfléchi.

De suite abordons l'homme. L'homme est donc
un composé de deux substances : l'une matérielle,
l'autre immatérielle : l'une inerte et sans vie,

l'autre qui l'anime et la rend apte aux coopérations : l'une à qui il manque ce qui lui serait
nécessaire pour se régler, se gouverner; l'autre
qui sent pour elle ses besoins, et y pourvoit :
l'une immobile par son essence; l'autre toujours
active par la sienne, qui lui fait exécuter tous
les mouvements voulus pour que tous les phénomènes de la vie se continuent, tant que l'harmonie entre elle et les organes ne sera point
rompue.

Or, regardant comme vraies toutes les choses
que je viens d'exposer, quelle fut ma surprise
lorsque je vis M. Broussais, dans son quatrième
chapitre, rempli d'ailleurs de si belles pages, ne
recourir qu'au seul développement graduel des
organes pour rendre raison de toutes les facultés
que nous avons dit ne pouvoir appartenir à la
matière! Que n'eût-il réfléchi qu'elles sont in-
compatibles avec celles que nous avons dit aussi
lui être essentiellement attachées; et il aurait vu,
entre autres choses, qu'elles ne peuvent ni se
mesurer, ni se peser, ni se diviser : car, comme
je le répéterai, quelle pourrait être la pesan-
teur d'une idée? comment pourrait-on la mesurer, la mettre en deux parties? D'où il eût
conclu qu'il faut donc que ces facultés, que
nous appelons tantôt intellectuelles, tantôt spi-
rituelles, procèdent d'une autre source que de
la matière.

Mais, dès que Dieu créant l'homme, lui don-
nait un corps qui n'était que de la matière, il
fallait bien qu'il lui adjoignît une substance immatérielle qui le vivifiât : ce corps étant organisé,
il fallait bien qu'il lui adjoignît une substance
immatérielle qui en fît marcher les ressorts :
dans ce corps devant s'opérer des phénomènes
instinctifs et intellectuels auxquels il devait
coopérer, il fallait bien qu'il lui adjoignît une
substance immatérielle qui en fût le principe.

En vain direz-vous que le tout doit être attri-
bué au corps, puisque l'on n'y voit que son
intervention. C'est comme si vous disiez qu'une
machine opère par elle-même tous ses mouvements, parce que vous ne voyez point tous les
ressorts qu'elle recèle dans son intérieur, qui la
font agir.

Nous n'attribuons point cette objection à
M. Broussais, lui dont la profession est d'inspec-
ter l'homme au-dedans comme au-dehors : mais
nous disons qu'il a saisi trop avidement les tissus
et les nerfs, en les regardant comme causes suf-
fisantes pour expliquer l'homme avec tous ses
phénomènes.

Pour qu'ils puissent suffire, il faut, dans son
opinion même, qu'ils soient vivants : mais comment pourraient-ils l'être s'il n'existait point de
principe immatériel qui les vivifiât? Or, c'est à ce
principe que nous apposons le nom d'*ame*. Et

nous disons qu'elle est intimement unie à un corps. Et nous ajoutons que quand cette union cesse, le corps qu'elle *animait*, sans en excepter aucune de ses parties, n'est plus qu'une pure matière qui reprend ses anciennes formes.

Quant à cette ame, que devient-elle à la mort?

Si elle ne rentre pas dans le néant, continue-t-elle d'exister en qualité de *principe unique* dont la fonction est de se transmettre dans tous les corps organisés, pour y entretenir la vie pendant un temps donné: car c'est ce que j'ai lu dans un autre ouvrage qui n'est point de M. Broussais (1).

---

(1) Il est dans cet ouvrage un enseignement donné comme point de doctrine, dont je tire une conséquence vraiment réprouvable. Avant de la mentionner, voyons quel est ce point de doctrine.

L'auteur commence par établir cette grande division de tous les corps qui se partagent la nature entière : 1° *les êtres organiques*, qui en forment la presque totalité; 2° *les corps organisés et vivants*, destinés à peupler l'abîme des eaux, la superficie du globe, et l'immensité des airs.

Mais ensuite, au lieu d'admettre que chaque corps organisé ait son principe particulier pour le vivifier, il prétend qu'il n'en est qu'un qu'il appelle *unique*, parce que c'est lui seul qui constitue vivants tous les corps organisés; et il ajoute qu'*il se perpétue par transmission*.

Il suppose donc que ce principe est répandu dans l'univers, à peu près, et sans comparaison, comme l'air, qui se rencontre partout; et, par conséquent, qu'il est toujours là au service de tous les êtres organisés qui se présentent à la vivification.

2.

Si elle ne rentre pas dans le néant, ne peut-
on pas la considérer encore sous des rapports
moraux, philosophiques, ou même théologi-

Mais non, je veux m'être trompé : l'auteur ne fait réellement
point cette supposition, et nous sommes convaincus qu'il n'a
voulu, par sa manière de ne reconnaître qu'un principe unique
pour animer tous les corps organisés ; qu'il n'a voulu, disons-
nous, qu'établir une généralité et non pas une entité.

Que si telle était cependant son opinion, nous n'aurions plus
qu'un pas à faire pour arriver à notre conséquence, réprouvée
par tout le genre humain.

Quiconque s'occupe de l'organisation de l'homme, et surtout
de celle de son cerveau, reconnaît qu'elle permet au principe
immatériel qui vivifie son corps matériel d'arriver à la connaissance de son créateur ; à celle même qui le rend tributaire
de sa justice éternelle : et non-seulement qu'elle lui permet
d'arriver à ces deux connaissances, mais qu'elle le pousse même
à les acquérir par l'effet de cette philosophie qui agit en
elle, et qui, au fur et à mesure que le spectacle de la nature
se déroule à nos yeux, nous porte, même involontairement, à
nous demander : Que sommes-nous au milieu de toute cette
création ? d'où venons-nous ? que deviendrons-nous ?

Cependant, une fois que la philosophie est arrivée à ce re-
pliement sur nous-mêmes, elle va encore comme nécessairement
plus loin : par les probabilités les plus imposantes, elle en vient
à rendre presque métaphysiquement certain que le principe qui
nous vivifie doit avoir un jour une existence séparée dans le sein
ou hors du sein de Dieu, comme punition ou récompense.

Mais ce principe ne pouvant être que le *principe unique*
dont il s'agit, à combien de soustractions ne serait-il point exposé ? et faudrait-il bien des siècles pour l'épuiser, malgré les
transmissions journalières des corps qu'il cesserait de vivifier ?

Or, pour prévenir cet inconvénient, l'auteur se trouverait
obligé d'affirmer positivement que la philosophie ne ferait que

ques? Oui, sans doute; mais ce n'est que sous des rapports physiologiques qu'elle est considérée dans cet opuscule.

Tandis que le Créateur pouvait soumettre notre partie matérielle à l'accroissement graduel, comme effectivement il l'a fait; il ne pouvait y soumettre notre partie immatérielle. Une fois qu'elle est créée, elle reste donc toujours la même et n'a besoin d'aucun supplément : mais il fallait bien qu'elle parût s'accroître en proportion de l'accroissement de son corps, d'après le mode de leur union.

L'essence de cette ame est d'être intelligente; mais elle ne peut se montrer telle qu'au fur et à mesure que la matière nervoso-encéphalique avec laquelle elle est en contact immédiat dans le point central du cerveau, lui porte des sensations sur lesquelles elle puisse opérer. Aussi, tant que l'homme demeure dans le sein de sa mère, cette matière nervoso-encéphalique ne

---

rêver au lieu de raisonner : mais alors il afficherait le matérialisme le plus prononcé; ce qui est loin, j'en ai la certitude, d'être dans son intention. Ce serait là, en effet, cette conséquence réprouvée de tout le genre humain, que nous aurions à appliquer à son point de doctrine.

Revenons-en donc à dire que le mot de *principe unique* ne signifie chez l'auteur qu'une classification physiologique, relative à tous les autres êtres inorganisés.

De la sorte, il ne restera plus rien qui puisse inspirer de l'inquiétude sur les présomptions les plus fondées de la philosophie.

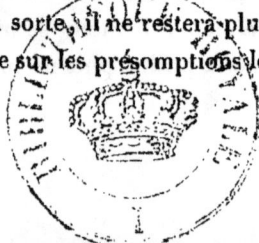

reçoit que très-peu de sensations : par conséquent, c'est tout au plus si l'ame peut dès-lors
se manifester par des mouvements vagues et in-
déterminés.

Mais l'enfant naît; et les corps extérieurs produisent sur ses organes des sensations nouvelles.
Aussitôt les phénomènes instinctifs se font apercevoir; et les intellectuels ne commencent à
poindre, que quand les organes ont pris quelque
accroissement.

— Plus cet accroissement augmente, plus il fournit d'aliments divers à l'intelligence de cette ame:
par conséquent, plus cette même ame se montre
intelligente : par conséquent encore, plus son
intelligence paraît suivre les progrès de l'accroissement des organes, et s'accroître elle-même avec
eux. Si nous en poursuivions la marche jusqu'à
l'époque où ces organes sont entièrement formés,
nous la verrions arriver à cet état de perfection
que décrit si admirablement M. Broussais, où
l'homme acquiert toutes les connaissances dont
son organisation lui permet de s'enrichir.

Toutes les merveilles de l'instinct et de l'intellect n'appartiennent donc qu'à notre partie
spirituelle, immatérielle : cette partie se montre
donc d'autant plus lumineuse que les organes
se sont développés, que les sensations se sont
multipliées.

Tel le soleil. Il est toujours le même. Cependant, lorsqu'à l'aurore son disque ne fait encore qu'apparaître, sa lumière est faible, et elle n'augmente qu'en proportion de ce qu'il s'avance sur l'horizon : elle ne se montre dans tout son éclat que quand il est parvenu à sa plus grande hauteur.

Tel le pilote, tout capable qu'il soit d'exécuter les plus savantes manœuvres avec un vaisseau qui a tous ses agrès, il ne pourra montrer toute sa capacité avec un vaisseau plus ou moins dégréé.

Tel l'artiste ou l'ouvrier. Ils ont ébauché leur ouvrage ; ils l'ont même conduit jusqu'à une certaine perfection. Mais ils manquent de ces outils fins et délicats avec lesquels ils en auraient considérablement augmenté le mérite, et ils sont obligés d'y renoncer.

Que si nous suivions également cette partie spirituelle et immatérielle de nous-mêmes dans le décroissement de toutes ses facultés, sans en excepter même son intelligence, nous nous confirmerions encore davantage qu'elle est toujours ce qu'elle a été; et que la cause de son décroissement apparent, se trouve dans notre partie matérielle.

A partir d'un commencement de vieillesse jusqu'à la décrépitude, les organes du cerveau, comme tous les autres, s'affaiblissent graduellement, et de même qu'ils se sont fortifiés. Ils diminuent insensiblement d'énergie, de force et

de souplesse : ils s'isolent, se dessèchent même
jusqu'au racornissement ; et ainsi ne se prêtent
plus avec la même facilité à recevoir les impressions des sens. Les sensations qu'ils reçoivent ne
se gravent donc que légèrement sur eux ; peut-
être ne tardent-elles pas même à s'en effacer. De
là ce phénomène qu'en général offrent les vieil-
lards. Ils aiment à raconter les événements et
les faits dont ils ont été témoins, ou qu'ils ont
appris dans leur âge de vigueur, parce que les
fibres cérébrales sur lesquelles ils se gravèrent
profondément, les ont toujours conservés, et
qu'elles se réveillent encore aisément : les faits
ou événements dont ils sont nouvellement in-
struits les occupent peu, parce que les fibres
qui les ont reçus étant moins souples, ils s'y sont
moins profondément gravés ; et que d'ailleurs
elles sont moins disposées à se réveiller, à s'a-
giter.

Peut-être serait-il bon que pour mettre sous
un jour encore plus éclatant tout ce que nous
venons d'énoncer, nous pénétrassions dans les
mystères de la génération : mais nous nous bornons à la comparaison suivante.

De même que le chêne est tout entier dans
son gland ; que toute autre substance végétale
est tout entière dans sa graine ou dans sa se-
mence : ainsi l'homme est également tout entier
dans ce germe que les anatomistes placent dans

cette partie de la femme qu'ils appellent l'o-
vaire (1).

Telle est la manière dont nous croyons que
l'homme, constitué vivant par notre troisième
principe, peut physiologiquement s'expliquer;
et cela sans qu'il s'y rencontre aucune difficulté.
Ne s'en rencontre-t-il aussi aucune dans celle
de M. Broussais, qui n'a recours qu'au seul développement des organes pour faire éclore toutes
les opérations de notre intellect? Nous en avons
signalé une comme s'opposant à ce que ce seul
développement puisse suffire : ne finissons point
cet article sans en faire le résumé.

Nous avons vu que l'homme est le composé
d'un corps et d'un principe qui le vivifie; principe que nous avons souvent désigné sous le
nom d'ame. Sur quoi il faut remarquer que
lorsque nous la réclamions d'abord comme troi-

---

(1) C'est ainsi que j'explique les premières opérations de la
nature, après que le Créateur l'a eu mise en état de marcher
seule. Ce moyen me paraît plus simple et moins hypothétique
que celui de M. Broussais. Selon lui, les molécules de la petite
masse de matière qui fait l'homme, viennent s'arranger, d'après
des lois d'affinité, pour former successivement les différents
tissus. Pendant ce travail de la chimie vivante, les nerfs et
l'encéphale n'ont encore aucun rôle : ils se forment, et c'est
tout. D'ailleurs, les mots *chimie vivante* peuvent-ils signifier
autre chose que de la matière en fermentation?

sième principe nécessaire, ce n'était que parce que M. Broussais nous paraissait vouloir se contenter de ses tissus et de ses nerfs, secondés d'un appareil encéphalique : car, disions-nous, ces tissus, ces nerfs, cet appareil encéphalique, ne sont que de la matière ; et sans l'ame, comment cette matière sera-t-elle vivifiée ?

Mais nous avons réfléchi que M. Broussais reconnaissait, au moins implicitement, cette ame, puisqu'il présupposait l'homme vivant ; et c'est ainsi que nous avons cessé de la regarder comme troisième principe nécessaire.

Qu'il la reconnaisse aujourd'hui sous des formes plus explicites, et qu'il la fasse intervenir pour coopérer avec ses tissus et ses nerfs ; il donnera une pleine satisfaction à tous ceux qui l'accusent de professer le matérialisme ; et le nombre en est très-grand, même parmi les gens de lettres : sa doctrine, d'ailleurs, n'en sera que plus éclairée, que mieux comprise.

Cependant la grande difficulté que nous avons élevée touchant la matière, n'en continuera pas moins de subsister. Il faudra donc qu'il reconnaisse encore que les organes, tout vivifiés qu'ils soient, ne sont que des auxiliaires dont se sert l'ame pour manifester, ou plutôt pour produire tous les effets de son intelligence.

Quoi donc ! M. Broussais persisterait-il à soutenir qu'abstraction faite de cette ame, ses tissus

continueraient d'être irritables, ses nerfs sensibles, son appareil¯encéphalique en activité!
Je l'ai craint d'abord, sur un endroit de son
livre d'après lequel je me figurais qu'il la relé-
guait parmi ces causalités ou causes générales
qu'il faut abandonner à l'inconnu. S'il en est
ainsi, me disais-je, je ne suis plus surpris qu'il
s'en tienne absolument à ses tissus, à ses nerfs
et à son appareil encéphalique, parce qu'il ti-
rerait leur vitalité de l'une de ces causes inconnues.

Mais non : la réclamation psycologique que
nous avons vu qu'il a faite contre MM. les rédacteurs du *Globe* nous rassura ; et nous regar-
dons comme certain que s'il trouve vraiment
concluantes les preuves par lesquelles nous éta-
blissons que la matière ne peut produire par
elle-même des effets impondérans, immesurables,
indivisibles, il sera le premier à le proclamer sur
les toits.

Alors plus de difficulté dans sa doctrine physiologique ; et voici comment elle se présentera
triomphante.

Notre substance matérielle est organisée de
telle sorte que tous les systèmes nerveux abou-
tissent à un centre, et y apportent leurs sensations. Or, ce centre est dans la tête, surnommée
l'*encéphale*.

Ce serait en vain que ces sensations y seraient

apportées si notre substance immatérielle, surnommée aussi l'*ame*, ne se présentait là pour
s'en emparer. Elle s'en empare donc; et son intelligence en tire des motifs qui la déterminent
à laisser un libre cours à ses volontés ou à les
comprimer : par son intuition, elle voit que
deux et deux font quatre, que le tout est plus
grand que sa partie : par son raisonnement, elle
aperçoit, au moyen d'une troisième idée, les
rapports de ressemblance ou de dissemblance
entre deux autres.

L'essence de cette ame étant d'être un pur esprit, on ne peut conclure de sa présence dans ce
centre qu'elle y soit placée comme dans un local;
et cette vieille erreur est dissipée, qui lui érigeait
un palais tantôt sur la glande pinéale, tantôt sur
le pont de Varole. Des disputes qui s'étaient
élevées entre les anatomistes à cet égard, il n'en
est rien resté à conclure, sinon que l'encéphale
est le seul endroit où elle puisse se manifester,
parce qu'il n'y a que là où se rendent les nerfs,
que là où ils portent leurs sensations.

Enfin, elle est le principe vital du corps avec
lequel elle est amalgamée; et c'est surtout par
les nerfs qu'elle communique avec lui. Par eux
elle agite les membres; par eux elle fait opérer
aux intestins leur mouvement péristaltique, et
aux artères ceux de diastole et de systole : par
eux elle fait circuler le sang, qui va porter les

parties nutritives qu'il a reçues, aux extrémités des os pour y former des cartilages qui s'ossifient ensuite, etc., etc.

La matière nervoso-encéphalique se compose du rendez-vous de tous les systèmes nerveux au point central du cerveau; et c'est avec cette matière qu'elle est en contact immédiat. Or, aussitôt que ce contact vient à cesser, tous les phénomènes que nous venons de détailler cessent aussi.

ARTICLE SECOND.

Application des motifs sur lesquels je me suis appuyé, aux pages de l'ouvrage de M. Broussais que je crois devoir être corrigées.

Nous avons tiré nos principales argumentations de l'essence ou nature de la matière : ce sera sur les mêmes bases que nous établirons les corrections que nous allons proposer.

Page 1re, M. Broussais ouvre son livre par l'explication du mot *irritabilité;* et, page 2, il là définit *la faculté que les tissus possèdent de se mouvoir par le contact d'un corps étranger :* ce qui, quelques lignes précédentes, lui avait fait définir l'irritation même : *l'action des irritants, ou l'état des parties vivantes irritées.* Il est en effet démontré que tout corps vivant qui reçoit une impression de tout autre corps quelconque, entre en irritation : d'où ce corps quelconque est souvent appelé son *modificateur*. Enfin, il invoque aussi la sensibilité ; et, page 3, il l'appelle *une faculté propre à certains animaux, qui ne se manifeste que sous la condition d'un appareil nerveux, muni d'un centre ou d'un cerveau, avec un état particulier de cet appareil.*

Voilà à quoi se borne M. Broussais ; et cela peut effectivement lui suffire, parce qu'il présuppose l'homme vivant.

S'il était bien certain qu'il présupposât aussi que ce qui le constitue vivant est ce principe immatériel et intelligent que nous avons si souvent désigné sous le nom d'*ame*, nous n'aurions rien à reprendre à sa doctrine; car alors toutes nos difficultés se trouveraient évanouies. D'une part, nous comprendrions comment la matière, qui ne peut donner que des résultats matériels, contribue cependant à faire naître des résultats immatériels : de l'autre, comment les tissus et les nerfs, qui ne sont eux-mêmes que de la matière, deviennent néanmoins irritables et sensibles. Mais c'est cette présupposition essentielle qui manque au moins formellement à la doctrine de M. Broussais.

En résumé, Dieu n'ayant point doué la matière d'une propriété qui la rendît vivante, s'est donc par là même engagé à lui adjoindre un principe qui la vivifiât : un principe qui, particulièrement, communiquât aux tissus la faculté

de s'irriter; et aux nerfs, celle de porter à la
matière nervoso-encéphalique vivante, des impressions qui la fissent sentir. Aussi, pour que
tout cela se fît, organisa-t-il nos corps de manière à ce qu'il s'y trouvât un point central ou
cerveau, par le moyen duquel notre principe
pût opérer tous les phénomènes de la vie.

Niez qu'il en soit ainsi, et dites que la matière
peut agir sans être vivifiée; qu'elle est irritable
et sensible par elle-même; qu'elle n'a besoin que
de telles ou telles conditions pour faire ce que
nous attribuons à notre prétendu principe : vous
direz des choses que repousse le témoignage des
sens, et les inductions immédiates qui s'ensuivent.

Soutenez que les effets que nous disons dé-
pendre exclusivement de notre principe, s'opè-
rent par des propriétés que l'auteur de la matière
lui a données : vous vous jetterez dans des dis-
cussions onthologiques dont vous ne pourrez
vous tirer. On vous demandera une définition
adéquate du mot de *propriété*, qui renferme toutes
celles dont il s'agit ici. Et comment vous y pren-
drez-vous pour y faire entrer celles que nous
démontrons ne pouvoir appartenir à la matière?

Je termine cet article sur ce qui manque à la
doctrine de M. Broussais, par cette réflexion :
si nous ne pouvons concevoir comment Dieu a
pu réunir et amalgamer ensemble deux substances tout-à-fait différentes de nature, pour agir

réciproquement l'une sur l'autre sans cesser néanmoins de se conserver toujours distinctes; s'ensuit-il qu'il ne l'aura point effectivement fait, ou même qu'il ne pouvait le faire? Je laisse à M. Broussais lui-même de dire ce qu'il en pense. Pour nous, nous croyons avoir démontré tous les points que renferme cette réflexion, dans notre ouvrage sur la doctrine de M. Gall.

Page 6. *Mais on n'avait aucune idée de l'irritabilité inhérente aux tissus.* Que l'irritabilité soit une qualité inhérente aux tissus vivants; cela est démontré par le contact de leurs modificateurs. Mais puisque ce contact ne peut les rendre vivants, il faut donc remonter à une autre cause qui les ait vivifiés. Que la sensibilité soit aussi une qualité inhérente aux nerfs; même question : qu'est-ce qui les rend sensibles? car dès que l'homme est mort, ils ne le sont plus.

P. 18. Casimir Médicus soutient que *la matière par elle-même est incapable de tout mouvement; et que l'irritation n'expliquait rien sans l'intermédiaire d'un principe vital et primordial.* C'est précisément ce que nous prétendons contre M. Broussais, en affirmant que ce principe vital et primordial est notre ame, soit que Casimir Médicus l'ait eue ou ne l'ait pas eue en vue, quand il a parlé de son principe. M. Broussais ne faisant que la fonction d'historien dans cet article, pouvait se dispenser de réfuter la nécessité de ce principe. Mais comment ne l'a-t-il point combattue dans le cours de son ouvrage autrement qu'en en faisant abstraction?

P. 29. Haller admettant que la sensibilité fait une partie de l'ame, et l'attachant d'ailleurs aux tissus des nerfs, matérialisait effectivement cette ame. Pour nous, nous sauvons sa spiritualité en disant qu'elle reçoit dans son point central des impressions que lui portent les nerfs, d'après les liens et les rapports que Dieu a établis entre elle et le corps dans lequel il l'a placée.

P. 43. Dans le siècle où Stalh vivait, la médecine, ainsi que les autres sciences, ne faisait encore que sortir de cette ignorance qui expliquait tout, et jusqu'aux effets physiques, par des rêves métaphysiques. Pour rendre raison des degrés d'ascension que l'eau ne peut dépasser, on disait, par exemple, que cela venait de ce qu'elle avait horreur du vide. C'est ainsi que Stalh se ressentant de la situation où l'esprit humain se trouvait alors, crut devoir *faire présider une ame intelligente aux maladies.*

Que l'on me permette cette petite question : Serait-ce parceque les médecins auraient insensiblement purgé leur art d'*une ame qui préside aux maladies,* qu'ils auraient pris aussi l'habitude de remplacer l'ame qui préside à tous les phénomènes de la vie, par les seuls organes?

P. 111 et 112. Dans ces deux pages M. Brous-

sais enseigne que les facultés instinctives et intellectuelles se développent avec le système
nerveux; qu'elles résultent de l'ampliation qui se
fait insensiblement dans les fonctions de l'encéphale et des nerfs répandus dans toutes les parties du corps; enfin, qu'elles ne sont autre
chose que le phénomène des stimulations trans-
mises à l'appareil nervoso-encéphalique.

Tout cela est très-physiologique, il est vrai;
mais tout cela ne suffira jamais que quand on
y aura fait entrer un principe immatériel et intelligent qui soit en contact immédiat avec la
matière nervoso-encéphalique, pour opérer sur
les sensations qu'elle reçoit. Cette condition est
de rigueur; et sans elle, je défie que cette matière nervoso-encéphalique, puisse devenir cause
des phénomènes que nous avons déjà si souvent
énumérés, entre lesquels figure surtout la pensée. C'est d'ailleurs ce principe qui rend l'homme
vivant; en sorte que son corps n'est plus que
de la matière inerte, quand il en est une fois
séparé.

Si donc M. Broussais, au lieu de paraître n'avoir
pas besoin de ce principe, ou d'en faire abstraction,
l'eût formellement introduit dans ce qu'il vient
d'enseigner, tout serait facile à comprendre.
Plus rien à désirer : plus de doutes à éclaircir :
plus d'objections à faire. C'est ce dont on pourra
juger par la manière dont, en peu de mots, je
vais moi-même l'y faire entrer.

« Oui, dirai-je donc, dès que M. Broussais,
« pour expliquer physiologiquement l'homme
« avec tous ses phénomènes, le présuppose vi-
« vant, rien de plus vrai, rien de plus clairement
« rendu que ce qu'il a écrit aux pages 111 et 112
« de son livre. Les organes sont là qui se dévelop-
« pent par l'accroissement successif que leur donne
« la nutrition : les sensations que portent les nerfs
« au cerveau sont là qui fournissent au principe
« immatériel qui y réside, l'occasion de mani-
« fester son intelligence ; et par les réactions
« qu'il exerce sur toutes les fibres cérébrales,
« tous les mouvements volontaires et involontaires
« sont exécutés. »

Mais allons plus loin.

M. Broussais aura beau présupposer l'homme
vivant, et avec cette présupposition tracer les
lignes que nous venons de citer, ainsi que les
superbes pages de son quatrième chapitre que
nous avons admirées ; toujours est-il qu'il ne se
dégage point de l'invincible et insurmontable
difficulté que nous lui opposons. Je veux dire
qu'il lui restera encore à démontrer comment,
sans notre troisième principe, la matière peut
produire les effets immatériels qu'il lui attribue,
entre lesquels figure surtout la pensée.

Que serait-ce s'il ne voulait point aussi reconnaître ce principe comme la cause qui vivifie
cette matière ! il me semble qu'alors il faudrait
qu'il allât jusqu'à prononcer qu'elle se constitue

vivante elle-même, du moment où elle est excitée par son modificateur. En ce cas, il en serait
d'elle comme il en est du cœur d'un animal
que la physiologie expérimentale a cloué sur
une planche. Son cœur est posé sur la table, et
on le touche de temps à autre : chaque fois,
il se meut et opère des palpitations plus ou
moins prolongées.

Que les choses se présentent sous un aspect
bien plus satisfaisant dans la doctrine de
M. Gall! D'abord, ses Dispositions Innées sont
précisément notre troisième principe : ensuite,
par les organes avec lesquels elles sont en rapport, tout ce qui se passe chez l'homme tant à
l'intérieur qu'à l'extérieur, tant au matériel qu'à
l'immatériel, se trouve expliqué.

M. Broussais n'en est point là. Pour ne vouloir rendre compte de l'homme que par ses tissus et ses nerfs, il se met, ce me semble, dans la
nécessité de soutenir que l'irritation et la sensibilité sont chez eux des attributs essentiels ; que
tout matériels qu'ils soient, ils peuvent cependant produire des effets intellectuels et intelli-
gents : mais, non; ils n'ira point jusque-là.

P. 122 et 123. Afin de réfuter les psycologistes, ou défenseurs de l'ame, M. Broussais les
accuse de s'*imaginer que les phénomènes intellectuels sont dirigés par un être intelligent placé
dans l'intérieur du cerveau comme les accords*

d'un jeu d'orgues le sont par un musicien sous-
trait aux regards des spectateurs.

Que les psycologistes dont il parle conçoivent
ou ne conçoivent point ainsi leur principe intelligent, peu nous importe : pour nous, nous
ne le considérons que comme cette substance
immatérielle dont la réunion à un corps est nécessaire pour constituer l'homme, surtout pour
rendre son cerveau capable de toutes les fonctions qu'il remplit. Lecteur, vous rapporter encore ici comment et par quels moyens tout s'y
exécute, ne deviendrait-il pas fastidieux?

M. Broussais leur reproche encore d'avoir in-
stallé ce prétendu joueur d'orgues sur la glande
pinéale ou le pont de Varole. Nous avons vu que
les anciens anatomistes en faisaient de même,
quoiqu'ils sussent que l'ame étant immatérielle
ne peut avoir de demeure particulière qui em-
pêche de dire qu'elle est aussi ailleurs. Cependant comme le cerveau est l'organe où spécialement et exclusivement elle se manifeste, ils
crurent devoir lui ériger un palais dans lequel
elle se complût davantage; et ils le placèrent
effectivement les uns sur la glande pinéale, les
autres sur le pont de Varole. M. Broussais aurait donc pu faire grace aux psycologistes d'avoir
imité des maîtres d'après l'autorité desquels ils se
croyaient en droit de juger. Il en avait assez
d'ailleurs d'incriminer la comparaison dont il
les accuse; que l'ame est dans notre cerveau

comme un musicien caché dans un jeu d'orgues.
Nous convenons avec lui que le rôle qu'ils lui
font jouer n'est autre chose que l'*ensemble de
l'appareil encéphalique* : mais nous soutenons
en leur nom que cet appareil a besoin d'être se-
condé par un être immatériel qui le vivifie. En
vain M. Broussais ajoute-t-il que *tout homme
raisonnable ne peut admettre l'existence d'une
chose qui n'est démontrée par aucun sens* : nous
avons vu que celle de l'ame ne tombe pas
moins sous les sens que celle de Dieu.

Pages 165 et 168. Je trouve cette phrase dans
l'une de ces pages : *La vitalité du cœur du
fœtus*, etc. Retranchez notre ame comme principe
vivifiant, et nous verrons si, moyennant la nutrition et toutes les autres causes physiologiques
qu'indique M. Broussais, ce cœur conservera sa
vitalité.

Page 170, c'est bien avec raison que M. Broussais refuse l'antériorité sur toute perception à
cette conscience dont se targuent ses antagonis-
tes; mais, au moins, il ne refusera pas la si-
multanéité à ce principe immatériel qui fait
mouvoir l'embryon. Autrement, nous lui deman-
derions : d'où part donc cette vitalité du cœur du
fœtus, que, p. 165, vous dites donner une impulsion mécanique au sang; impulsion qui elle-
même amènera un développement dans le cerveau, les sens et les muscles?

Oui, si l'ame n'était adjointe au corps du moment où il est créé, ce corps ne serait point encore vivant; car la matière n'a par elle-même aucune propriété de vie: par conséquent, ce corps ne pourrait exécuter les lois du mécanisme qu'il a reçu; par conséquent, aucune impulsion ne serait donnée au sang; par conséquent, enfin, aucun accroissement dans le cerveau, les sens et les muscles, n'aurait lieu.

Page 179. On ne nie point que la matière nerveuse excite l'intelligence, on nie seulement qu'elle la produise.

Page 182. L'appareil nerveux n'est point *le principe de tous les phénomènes distincts de sensibilité, de perception, de volonté, d'intelligence,* comme l'affirme M. Broussais; il en est seulement la condition nécessaire. C'est lui qui met en contact le corps avec l'ame, et l'ame avec le corps; et ces deux substances communiquent l'une avec l'autre. Or, dans ces communications, chacun y apporte ses propriétés particulières : l'appareil nerveux fournit les matériaux, l'ame les met en œuvre; par son intelligence surtout, elle raisonne, compare, juge, s'aperçoit des méprises qu'elle fait dans ses jugemens, et les corrige.

Non, l'appareil nerveux ne sera jamais la cause efficiente de tous ces effets, mais bien la cause occasionnelle et coopératrice.

Dans cette même page je lis la phrase suivante : *Le comment ou la cause première reste inconnue.*

Serait-il possible que, jusqu'ici, je me fusse

créé une chimère, pour le plaisir de la combattre?

J'avoue qu'effectivement, d'après la lecture de son livre, je me figure que M. Broussais ne demande que l'appareil nerveux soumis à un centre et à la stimulation, pour que l'intelligence soit produite. J'avoue que je crois qu'il est loin de la regarder comme appartenant à cette ame qui fait tellement partie de l'homme, que, sans elle, l'homme n'est plus homme. Si M. Broussais me désabuse, j'avouerai ma méprise, et mes accusations ne serviront plus qu'à désabuser aussi tous ceux qui n'ont pas mieux compris que moi ce point de sa doctrine que des raisonneurs s'acharnent à décrier.

Page 201 jusqu'à 204 inclusivement. *Comment la perception cérébrale fournit les matériaux de toutes nos opérations instinctives et intellectuelles.* Tel est le sommaire de la première section du chapitre sixième.

Je ne pouvais d'abord comprendre ce que signifiait ce texte, parce que, tout en le lisant, je me frappais de l'idée que M. Broussais l'employait pour distinguer plusieurs sortes de perceptions, entre lesquelles se trouveraient les *perceptions cérébrales.* Je me disais donc: la perception n'est cependant autre chose qu'une impression que les sens ont portée au cerveau, et qui, s'y étant imprimée, y conserve la représentation ou idée première de l'objet qui a produit la sensation: idée première, au reste, qui devient la source d'un plus ou moins grand nombre d'autres idées secondaires. Or, je m'étonne que M. Broussais veuille reconnaître plusieurs sortes de perceptions, sous le rapport seulement de leur origine.

Mais je me convainquis bientôt que ce sont toutes les espèces de perceptions en général qu'il appelle *cérébrales*, parce qu'en effet elles se forment dans le cerveau et au moyen du cerveau.

Ce fut surtout le passage suivant qui m'éclaira. Son importance m'oblige à le consigner ici tout entier.

« De ce que toute perception a nécessairement
« un double objet, on a conclu à la nécessité
« d'un principe actif unique pour les apercevoir
« l'un et l'autre ; et c'est ce principe qu'on a
« distingué de la substance nerveuse, et que l'on
« a dit ne pouvoir être qu'une chose simple. Je
« rappelle que ce principe n'est qu'une supposi-
« tion, le produit d'une induction fondée sur les
« causalités ordinaires, pour expliquer le *quo-*
« *modo* de la perception. Il n'y a qu'à renoncer
« à la recherche de ce *quomodo,* qui, d'ailleurs,
« ne peut qu'être le même chez tous les êtres à
« cerveau, le laisser dans l'inconnu avec toutes
« les autres causes premières, ou si l'on veut,
« avec la cause première universelle ; et cette ob-
« jection n'aura plus de valeur. »

Pour annuler la doctrine de ce passage, je

crois qu'il suffit de récapituler tout ce que nous avons dit jusqu'ici de plus important sur notre ame , comme *principe actif unique* , comme *chose simple* et immatérielle. Je répondrai donc à M. Broussais.

Oui, Monsieur, on a eu raison de conclure à la nécessité d'un principe distingué de la matière nerveuse qui opère par sa propre essence toutes les merveilles dont vous gratifiez cette matière qui par la sienne ne peut les opérer ; d'un principe qui mette à profit toutes les sensations qui arrivent au cerveau, et qui, par conséquent, y réside, ou , du moins , ne se manifeste que là ; d'un principe immatériel qui, adjoint à un corps matériel, non-seulement le vivifie, et rend ses tissus et ses nerfs irritables et sensibles, mais encore le fait contribuer à la production d'effets immatériels et indivisibles; d'un principe qui, se trouvant en contact avec ce corps, lui fasse exécuter tous les mouvements mécaniques que lui permet ou , plutôt, que requiert son organisation; d'un principe, enfin, qui ne soit pas moins un être réel et tiré du néant que tous les autres êtres en général, et spécialement que la matière nerveuse , dont, selon vous, il ne serait pourtant qu'une propriété.

Non, Monsieur, cet être n'a donc point été ni *supposé* ni *inventé* pour remplacer la matière nerveuse ; il a été créé pour lui être adjoint, et la mettre en jeu, afin qu'elle puisse coopérer à tous les produits que, seule et abandonnée à sa propre inertie, elle serait incapable d'amener.

A la vérité, il ne se montre aux sens que par *induction;* mais cette induction est si immédiate que l'on ne peut la mettre au rang de ces *suppositions* par lesquelles on explique tant de *causes premières inconnues.*

Page 205. La fin de cette page, que j'ai peine à comprendre, me suggère cependant la question suivante :

Pourquoi serait-il plus hypothétique d'affirmer que Dieu a composé l'homme, et généralement tous les êtres à cerveau, de deux substances distinctes dont chacune aurait des fonctions différentes à remplir suivant sa nature ou essence ; que d'affirmer qu'il ne l'a fait que d'une seule, qui ne demande que d'être excitée, stimulée par des modificateurs, pour se charger de toute la besogne?

Pages 212 jusqu'à 229. Tout ce que M. Broussais explique à sa manière dans le cours de ces pages, je l'explique à la mienne dans mon manuscrit. En attendant qu'il puisse juger lui-même de l'une et de l'autre, je neutraliserai, dès à présent, les assertions répandues surtout dans les pages 214 et 215, en lui rappelant les comparaisons que nous avons tirées du soleil, d'un pilote, d'artistes et ouvriers.

Oui, l'ame, ou notre principe vivificateur, n'é-
prouve point de changement en elle-même, quoique son intelligence soit progressive comme la
lumière de l'aurore. Oui, considérée sous le rapport du vaisseau qu'elle gouverne, elle conserve
toujours sa capacité d'opérer de savantes manœuvres, indépendamment des altérations qu'apportent dans les organes et la matière nerveuse,
soit le desséchement cérébral de la vieillesse et
de la décrépitude, soit les coups et les chûtes,
soit les changements de climat ou de nouriture,
soit les excès dans les boissons spiritueuses, soit
enfin toutes les autres causes physiques ou mo-
rales qui par leur excitation jettent le trouble
dans le cerveau, ou en dérangent l'état naturel.

Je termine ici ce second article, qui confirme
de reste et l'insuffisance des deux seuls principes
de M. Broussais, et la nécessité d'un troisième,
qu'implicitement même il invoque : car présupposer l'homme vivant est nécessairement y recourir.

Or, ce troisième principe, M. Broussais, fina-
lement, n'en nie point la nécessité : mais pour
faire niche aux spiritualistes qui le réclament, il
s'est bien gardé de le reconnaître sous le nom
d'*ame.*

Et cependant, au moyen des secours qu'il en
eût explicitement retirés, il n'eût point été obligé
d'attribuer à la masse cérébrale excitée, cette intel-

ligence qui émet tant d'axiômes métaphysiques,
pose tant de vérités fondamentales ; cette intelligence qui fait vouloir ou ne pas vouloir, marcher
ou rester immobile, choisir entre des motifs pour
se déterminer, etc., etc. Que sa matière nervoso-
encéphalique soit la première cause qui détermine
ou amène ces phénomènes, nous en convenons :
mais qu'elle en soit comme la cause créatrice,
et qui les produise par elle-même, nous le nions.
La raison a trop de répugnance à croire qu'il en
soit ainsi ; et nous ne pensons pas que ce serait
lui donner satisfaction que de lui dire que cette
matière serait aidée par une cause *respectable*
mais *inconnue*.

Qu'elle se trouve bien plus soulagée quand on
lui apprend qu'une substance dont la nature est
d'être immatérielle et intelligente, est jointe à
notre corps, du moment où il est formé, pour le
rendre vivant et le conserver dans cet état de
vie, tant que l'harmonie entre les organes essentiels de ce corps ne sera point tout-à-fait
rompue, tout-à-fait détruite ! quand on lui ajoute
que c'est elle qui le régit, le gouverne, sent pour
lui les besoins que son organisation provoque,
et y pourvoit ! quand enfin on lui annonce que
tout ce qui se passe dans le corps humain au
moyen de la vitalité qu'elle lui donne, est appré-
cié ! Alors elle n'en comprend que mieux pourquoi cette ame se manifeste dans l'embryon par

des mouvements, à la vérité, qui sont encore bien faibles ; pourquoi, au fur et à mesure que les organes se développent, l'homme, qui à cette époque n'est encore qu'en mignature, donne de plus fortes preuves de son intelligence ; pourquoi, entré en communication avec le monde extérieur, il donne des signes non équivoques de vouloir manger, quand son odorat ou son goût sont excités par des substances nutritives avec lesquelles ils sont en rapport ; pourquoi, etc.; pourquoi, etc.

Article troisième.

Continuation des deux articles précédents, avec quelques observations qui importent à l'ordre social.

Page 226, M. Broussais écrit cette phrase : *C'est pour cela que la psycologie, qui n'est point une science, mais un jeu d'imagination à peu près analogue à la poésie, etc.*

Quel que soit le sens qu'il lui donne, elle paraîtra toujours inconvenante à tout le monde; et fausse, aux yeux de ceux qui se sont convaincus, par des études sérieuses et philosophiques, de l'existence de l'ame. Ils ont, en effet, reconnu qu'elle est cet être qui, jusqu'à un certain point et pour ainsi parler, est à notre corps ce qu'est Dieu à l'univers.

Quel être méritait donc plus pour eux qu'ils recherchassent quelle est son essence; quelles sont ses qualités, attributs et facultés; quelles sont ses fonctions; quels sont ses rapports avec la Divinité, etc., etc. Or, c'est de tout ce que leurs recherches ont fait découvrir en la considérant sous tous ces rapports, qu'ils ont composé une science à laquelle ils ont donné le nom de *psycologie*, c'est-à-dire, *traité sur l'ame*. Et certes, l'objet de cette science est aussi positif que celui des autres sciences où l'imagination n'est pour rien.

L'origine de cette science part de l'institution des premières sociétés; et ce sont surtout les plus grands génies, les hommes les plus savants de toutes les nations, qui l'ont cultivée. Que sommes-nous? d'où venons-nous? que deviendrons-nous? tels sont les objets qui ont occupé les Pythagore, les Socrate, les Cicéron, les Egyptiens, les Grecs, les Romains. Que l'on ne regarde donc point comme des esprits qui soient parvenus à une hauteur d'autant plus élevée, qu'ils font un plus grand mépris de cette science.

A la vérité, dans tous les temps, et surtout lorsqu'elle n'était encore pour ainsi dire qu'à son berceau, elle s'est trouvée remplie d'erreurs : mais en cela, elle a subi le sort de toutes les autres sciences. Et, pour ne point trop nous arrêter sur ce point; que, dans les siècles du moyen âge, si bien qualifiés de *siècles d'ignorance*, on y ait introduit une foule de questions oiseuses, inutiles, ridicules même ; c'était une suite voulue par le rétrécissement de l'esprit humain. Que dans les siècles de lumières qui ont suivi les siècles de barbarie, il s'y soit encore conservé quelques-unes de ces questions qui la fassent regarder comme *jeu d'imagination*, c'est ce que nous sommes loin de ne pas avouer. Puisse-t-il donc n'y avoir que les parties de la psycologie non encore assez épurées qui aient empêché M. Broussais de la mettre au rang des autres sciences ; toute fondée qu'elle soit sur des conclusions métaphysiques nécessairement déduites du témoignage des sens.

Je ne puis me rappeler ni à quelle page ni à quelle occasion M. Broussais dit qu'il n'y a que l'ordre révélé qui apprend qu'il est une ame qui survit à son corps dans une autre vie, pour y être punie ou récompensée suivant ses œuvres en celle-ci ; mais nous n'avons besoin que de ce qu'il ajoute, savoir que les preuves qui établissent l'existence de cet ordre ne sont pas moins démonstratives que celles des autres sciences : nouvelle preuve de la sincérité qui le domine.

Or, comme cet ordre révélé enseigne, entre autres dogmes, que l'ame est immortelle et qu'elle est responsable devant Dieu, il est donc présumable qu'il les reçoit. Aussi, loin de l'accuser de professer le matérialisme, comme ses adversaires s'empressent de le faire, pensons-nous qu'il a horreur lui-même d'une doctrine si désastreuse, dont le propre est d'étouffer toutes les saintes inspirations de la nature; de dessécher les cœurs, et de rendre nuls tous les genres de motifs qui portent aux bonnes œuvres : d'une doctrine qui rompt tous les liens qui retiennent un plus ou moins grand nombre de ceux qui sont enclins à nuire : d'une doctrine qui place l'égoïsme au-dessus de la probité et de la bonne foi : d'une doctrine qui, en ne laissant rien à craindre ni à espérer, doit nécessairement suggérer tous les principes dont on voudra s'autoriser pour satisfaire toutes ses passions, désirs et concupiscences : d'une doctrine, en un mot, si préjudiciable à l'ordre social.

CONCLUSION.

M. Broussais admettant l'existence de l'ame, nous l'avons défendu contre ceux qui l'accusent de professer le matérialisme ; doctrine qui soulève toutes les ames honnêtes. Cependant nous ne pouvons nous dissimuler que son système physiologique ne tende à y conduire en donnant à la matière plus de propriétés qu'elle n'en peut avoir; et en invoquant trop obscurément l'ame, pour celles qui ne peuvent cependant appartenir qu'à elle.

Nous avons donc dû regarder comme un devoir de prévenir les abus que l'on peut faire de

sa doctrine; et voilà pourquoi nous avons tant
et si souvent insisté à démontrer que nous étions
un composé de deux substances dont l'une
anime l'autre ; que nous avons, tant et si souvent aussi, insisté à faire la démarcation de
leurs fonctions réciproques.

Tant que les psycologistes ont voulu en quelque sorte abandonner le terrain des sens, ils se
sont placés dans des positions toutes plus faus-
ses les unes que les autres, dont M. Broussais a
toujours eu beau jeu de les débusquer.

Mais lui-même n'éprouve-t-il point quelque
défaite quand un psycologiste, se tenant con-
stamment sur ce terrain des sens, entreprend
de lui prouver l'insuffisance de ses deux seuls
moyens?

Il est vrai, encore une fois, qu'il présuppose
l'homme vivant. Mais qu'est-ce que l'homme
vivant? D'après tout ce que nous avons exposé,
peut-il être autre chose que l'assemblage de deux
substances dont l'une est essentiellement inerte,
par cela qu'elle est matière; l'autre essentiellement active et vivifiante, par cela même qu'elle
est immatérielle : l'une que l'inspection montre
organisée, et avoir des tissus et des nerfs; l'autre
qui fait marcher l'organisation et rend ces tissus
et ces nerfs irritables et sensibles : l'une, qui
ne peut rien par elle-même, et de la sorte ne
peut que servir d'instrument; l'autre, qu'à raison de son intelligence, il faut nécessairement

regarder comme cause première de tous les phénomènes de la vie?

Or, nous avons démontré que sans cette seconde substance que nous adjoignons à la première, on ne pourrait rendre un compte physiologique et satisfaisant de l'homme. Par conséquent, elle n'est point l'une *de ces causalités jusqu'ici inconnues,* mais bien un être réel dont les sens et le raisonnement démontrent l'existence.

Que M. Broussais veuille l'appeler ouvertement à son secours, et tout s'arrangera à sa satisfaction et à la nôtre.

De son côté, il renoncera à prétendre que ses tissus et sa matière nervoso-encéphalique jouissent du privilége exclusif de faire toute la besogne chez l'homme vivant; du nôtre, nous avons annoncé la disposition de penser comme lui, quand il nous aura montré la nullité des motifs sur lesquels nous nous appuyons.

De son côté, il conviendra que l'intelligence, avec tous ses phénomènes intellectuels, n'est point le produit du seul développement de l'encéphale; du nôtre, nous conviendrons qu'elle varie, tant en raison de ce développement, qu'en raison des configurations qu'auront pris les organes en croissant, comme aussi des changements que des accidents leur auront fait éprouver.

De son côté , M. Broussais se défera de son habitude de toujours faire abstraction de l'ame, toutes les fois qu'il fait apparaître l'intelligence; du nôtre, nous conviendrons avec lui qu'il faut que l'organisation du cerveau soit propre à féconder les sensations qui y arrivent, pour donner lieu à la perception. Alors, il en résultera que, quoique l'intelligence suive le développement de ce cerveau, ce n'est point ce développement qui la fasse naître, mais bien que c'est l'ame qui en profite pour la montrer graduellement plus étendue, l'élever à une puissance de raisonnement qui forme les grands génies.

Tout se réduit donc à ceci :

L'ame est le principe immatériel qui vivifie la portion de matière dont notre corps est fait, et qui le rend susceptible de toutes ses coopérations. Dans l'état actuel de leur union ils ne peuvent rien l'un sans l'autre ; mais ils ont chacun leurs attributions.

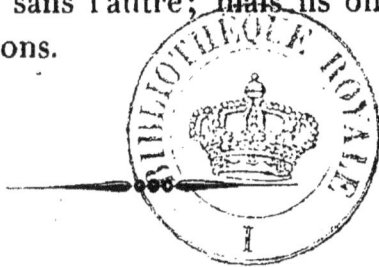

IMPRIMERIE DE A. FIRMIN DIDOT, RUE JACOB, N° 24.

www.ingramcontent.com/pod-product-compliance
Lightning Source LLC
Chambersburg PA
CBHW050538210326
41520CB00012B/2624